DISSERTATION

ANATOMIQUE

ET PRATIQUE

SUR UNE MALADIE DE LA PEAU,
d'une espece fort rare & fort singuliere.

Adressée, en forme de Lettre,

A M. l'Abbé NOLLET, de l'Académie
Royale des Sciences de Paris, &c.

Par M. CURZIO, Médecin de Naples :

Traduite de l'Italien, par M. V**** Médecin
de la Faculté de Paris.

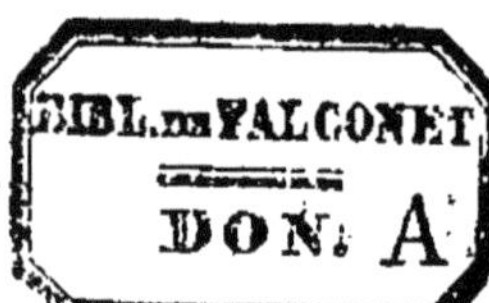

A PARIS,

Chez VINCENT, rue S. Severin, à l'Ange.

M. DCC. LV.

Avec Approbation, & Privilége du Roi.

AVERTISSEMENT
DU TRADUCTEUR.

QUOIQU'IL y ait plus de deux ans que cette Dissertation a été imprimée à Naples, il n'y a qu'environ trois ou quatre mois que l'on m'en a remis un Exemplaire entre les mains. La singularité de la maladie me frappa. J'y trouvai de quoi satisfaire ma curiosité, & ce qui me flattoit encore plus, de quoi m'instruire. J'en admirai la conduite & le traitement, & j'en suivis avec plaisir les progrès & la guérison.

Après la lecture de cet Ouvrage, je conçus l'idée d'en faire une traduction. Je pensai que les Médecins

m'en ſçauroient bon gré, puiſque jè
leur offrois la connoiſſance d'une
maladie nouvelle ; & que j'apprenois
au Public ce qu'on peut attendre de
la Médecine dans les cas les plus extraordinaires. J'ai été charmé auſſi
de faire connoître en France les talens de M. Cürzio, & de faire voir
qu'il n'a pas moins de ſcience & de
ſagacité dans la théorie de notre
Art, que de prudence & de reſſources
dans la pratique.

Il me ſemble que ſans les inſtan-
ces réitérées de M. l'Abbé Nollet,
dont tout le monde connoît le zéle
pour le progrès des Sciences, cette
maladie ne ſeroit pas parvenue juſ-
qu'à nous. L'Auteur paroît n'avoir
pris la plume que pour ſe rendre aux

follicitations de ce Sçavant ; c'est un véritable tribut qu'il paye à l'amitié qu'il a contractée avec M. l'Abbé Nollet.

Pendant que cette maladie singuliere attiroit à Naples l'admiration des Médecins Italiens, on en vit à Paris une autre qui excita la curiosité de la plûpart des Médecins François : d'un côté toutes les parties molles étoient endurcies, de l'autre toutes les parties dures étoient ramollies. Comme l'on nous a donné dans ce Pays-ci le détail de là derniere dans une Brochure publiée à ce sujet, j'ai cru devoir faire part de l'histoire de l'autre, afin qu'on pût d'un coup d'œil voir la différence qui se trouve entre deux maladies ſi ſinguliérement contraſtées.

Je me crois obligé d'avertir le Public, que je n'ai point cherché à faire une traduction littérale de cet Ouvrage. J'ai tâché ſeulement de ſaiſir l'eſprit de l'Auteur, & de le rendre le plus fidélement qu'il m'a été poſſible de le faire.

On trouvera aux Pages 16, 18, 39, 54, 106 & 128 des remarques que j'ai faites.

Depuis que cette Diſſertation a été imprimée, j'ai appris par des Lettres de M. Curzio qui m'ont été communiquées, que la malade, après avoir été bien guérie, avoit été incommodée d'une petite tumeur groſſe comme une noix, de la nature du Meliceris, qui s'étoit formée à l'extrémité de la branche gauche de la mâchoire inférieure, proche son articulation avec la mâchoire supérieure. Cette même tumeur avoit précédé la maladie, & a paru depuis la guérison. Cette nouvelle indisposition, & la suppression des régles, ont engagé M. Curzio à faire pratiquer un cautere à la jambe de la jeune fille, qui avoit été attaquée de cette maladie, pour éviter les accidens qui pourroient survenir, & pour empêcher le retour de la maladie.

Pour peu que l'on soit impartial & éclairé, on ne peut s'empêcher d'accorder au Médecin Italien, tous les éloges que mérite la conduite qu'il a tenue. La guérison, aux

yeux du vulgaire, décide de la capa-
cité du Médecin ; mais l'éloge le
plus complet du Médecin, aux yeux
des personnes instruites, c'est le trai-
tement. M. Curzio réunit de ces deux
côtés tous les suffrages.

DISSERTATION

DISSERTATION

SUR UNE MALADIE

DE LA PEAU,

EN FORME DE LETTRE.

VOus sçavez, Monsieur, que si c'est une chose louable, & digne d'un génie sublime d'étudier la nature, de réfléchir sur cette faculté qu'elle a de produire & de con-server tant d'êtres différens, qui font répandus dans l'Univers ; on doit trouver également admi-

A

rable ce changement continuel, & cette efpece de métamorphofe que l'on obferve tous les jours dans fes différens ouvrages. Quoique de ces deux côtés, elle paroiffe fouvent changer de faces, néanmoins on voit qu'elle eft toujours la même dans fes principes, & qu'elle fuit des régles dont elle ne fe depart jamais. Quand elle fe contient dans fes propres loix, qu'elle ne franchit pas les bornes qui lui ont été prefcrites, elle eft la fource d'une infinité de merveilles ; mais le moindre trouble qu'elle éprouve, fuffit pour détruire, & donner une forme nouvelle aux êtres qu'elle a déja produits. Quoiqu'on ait tout lieu d'admirer l'ordre & l'harmonie

qui régnent dans toutes les pro-
ductions de la nature, soit végé-
tales, soit animales, il paroît
cependant qu'elle s'est surpassée
dans la construction du corps hu-
main. Comme le Créateur a des-
tiné notre corps à être uni à une
substance spirituelle, il a mis tant
d'art & de perfection dans son
ouvrage, que le moindre dérangement, ou la plus légere altération qui y surviennent, peuvent occasionner des maladies
extraordinaires. C'est pourquoi
Hippocrate, voyant à la fin de
ses jours à combien de maladies
différentes notre corps étoit sujet,
& étant bien persuadé que le nombre en étoit trop grand, pour-
qu'un Médecin pût bien les con-

noître, a fait cet excellent apho-
rifme :

Ars longa , vita brevis , &c.

Parmi les maladies décrites
dans les Auteurs, il n'y en a cer-
tainement pas qui foit auffi extraordinaire , & auffi merveil-
leufe , que celle dont a été attaquée une fille de cette Ville , âgée
de dix-fept ans. Elle avoit la peau
endurcie comme une écorce d'ar-
bre très-dure , & très-féche. Cette maladie nouvelle furprit d'a-
bord, ces femmes charitables qui
font prépofées pour veiller au
foulagement des pauvres malades
de l'Hôpital, où cette jeune fille
vint fe préfenter pour fe faire
guérir. Le bruit de cette nouveauté , après s'être répandu

parmi le vulgaire, parvint aux oreilles des plus fçavans, & des plus habiles Médecins, qui furent tous également furpris de la fingularité de cette maladie. Bientôt après, on en inftruifit nos auguftes Souverains, qui étant toujours occupés du bonheur, & de la fanté de leurs fujets, envoyerent le Prince d'Aliano, auffi illuftre par fa grande nobleffe, que par l'étendue de fes connoiffances, & qui eft à préfent un des plus zélés Adminiftrateurs de cet Hôpital, pour examiner ce fait, & en faire un rapport exact à Leurs Majeftés. Ceft pourquoi Mrs les Adminiftrateurs qui font chargés de la régie de l'Hôpital, & qui veillent continuellement

A iij

fur tout ce qui concerne la fanté des pauvres malades , me choifi- rent pour fuivre exactement la maladie de cette fille , dont la cure m'avoit été confiée.

Vous êtes , Monfieur , parmi les Sçavans qui ont eu connoif- fance de cette maladie , un de ceux qui êtes le plus connu par votre fçavoir & votre réputation; comme l'on peut s'en convaincre par les expériences ingénieufes que vous avez faites fur les plus curieux phénomenes de la na- ture (*a*). C'eft ce qui vous rend

______

(*a*) M. l'Abbé Nollet un des Sçavans les plus diftingués de la France , comme le prouvent les Ouvrages excellens qu'il a donnés au Public. Tels font fes Leçons fi digne de la célébre Académie dont vous êtes membre, & du titre honorable de Maître de Phyfique de Mgr le Dauphin , qui eft lui-même fans ceffe occupé à l'étude de la nature , & qui paroît défirer avec empreffement de fçavoir les progrés & la fin de cette maladie dont je viens de parler. Ce font ces motifs puiffans qui vous ont engagé à me faire de fi vives inftances dans les Lettres que vous avez écrites à Mlle Ardinghelli , qui a méprifé les agrémens de fon fexe, pour s'occuper toute entiere. à

___

de Phyfique expérimentale, fes recherches fur les caufes des phénomenes électriques , fes Lettres fur l'électricité.

l'étude de ces fciences, qui, comme dit le Poëte, élevent notre efprit, de la terre au ciel.

Mlle Ardinghelli m'a fait communiquer vos fréquentes & vives follicitations par M. l'Abbé Paulo Quintilio Caftelluci. Quoique je ne me fente ni la fcience ni le mérite néceffaires pour bien faire ce que vous éxigez de moi, & pour donner au Public un effai, non pas digne d'égaler, mais de fatisfaire en partie votre bon goût, & dêtre préfenté à une Académie auffi célébre que celle à laquelle vous êtes attaché ; néanmoins je me rends avec plaifir aux inftances obligeantes que vous m'avez faites, & à l'empreffement que j'ai de contribuer à la fanté du Public.

Cette relation sera vraie, & j'ai tâché de la rendre exacte. J'ai saisi les instans que m'ont laissé mes occupations continuelles & sérieuses, pour faire quelques réflexions sur cette maladie nouvelle ; elles serviront à faire connoître comment je suis parvenu à pouvoir la guérir : Voici l'histoire.

UNE jeune fille, âgée de dix-sept ans, nommée Patrizia, dont le pere étoit un pauvre Cordonnier, appellé Mattia Galieri, habitant de Naples, fut conduite dans notre Hôpital des incurables le 22. du mois de Juin 1752. On lui donna un lit dans la salle qui est communément destinée aux filles infirmes, & qui est confiée à mes soins.

La premiere fois que je la vis, je l'interrogeai sur sa maladie ; elle me répondit qu'elle ne sentoit autre chose qu'un resserement extrême , & une dureté dans toute la peau , de façon que ses membres avoient beaucoup de peine à exécuter leurs mouvemens. Je commençai pour lors à faire avec attention toutes les observations nécessaires , à palper tous les endroits de son corps que la bienseance me permettoit de toucher , & je trouvai sa peau dure comme du bois , ou plutôt comme un cuir séché & durcis. Je remarquai qu'il y avoit des endroits du corps qui étoient

plus durs & plus tendus. La malade paroiſſoit avoir moins de
ſenſibilité au col & au front. J'ai
fait la même remarque au ſujet
des paupieres , qu'elle ne pouvoit ni élever ni abbaiſſer entiérement. Il en étoit de même des
lévres , de la langue & du bas
ventre. J'obſervai le long de la
ligne blanche , la même dureté,
qui s'étendoit environ de la va-
leur de quatre doigts de chaque
côté du bas ventre.

Toutes les actions des muſcles
ſe faiſoient avec liberté , parce
que les articulations obéiſſoient
aux mouvemens qu'exécutoit la
volonté. S'il y avoit quelques
parties dont le mouvement ne
ſe fit pas avec aiſance , ce n'é-

toit pas la faute des mufcles ; mais cet inconvénient venoit de la dureté & de la tenfion de la peau, qui cédoit ou réfiftoit, felon qu'elle étoit plus ou moins tendue & relâchée. Cette fille, par exemple, abbaiffoit difficilement la mâchoire, non pas par le défaut d'action des mufcles digaftriques, mais par le refferement de la peau des lévres ; ce qui nuifoit au mouvement de la mâchoire, & qui faifoit que la bouche s'ouvroit difficilement en entier ; il en étoit de même des autres parties. Voilà les phénomenes qui concernent les mouvemens du corps.

Quant aux autres effets, voici ce que j'ai obfervé. D'abord, quand on touchoit la peau, on la trouvoit moins chaude, que dans l'état naturel. Quand on appuyoit fur la peau avec l'ongle , ou avec une épingle , on faifoit beaucoup de mal à la malade , qui difoit qu'il fembloit qu'on lui arrachoit la peau.

Je tâtai le pouls. Le battement de l'artere étoit profond & enfoncé , mais il étoit affez régulier.

La refpiration étoit libre, elle n'étoit aucunement interrompue ni forcée.

La digeftion fe faifoit bien ; excepté que la malade après fes repas fentoit au bas ventre un plus grand refferement, & une oppreffion plus forte.

J'examinai les excrétions naturelles. Celle des inteftins fe faifoit facilement & naturellement. L'urine excédoit de beaucoup la quantité de la boiffon, elle étoit de plus fort falée ; cela devoit être néceffairement, puifque la tranfpiration fenfible , & l'infenfible étoient totalement fupprimées, de façon que la peau en étoit toute defféchée. Je m'informai , par rapport à cela , de cette jeune fille , fi elle avoit fué dans quelques occafions ; elle me répondit, qu'il y avoit très-longtems qu'elle n'avoit été en fueur, quoiqu'elle eut fait beaucoup d'exercice , & qu'elle eut pris bien de la fatigue.

La malade avoit un fommeil tranquille , & proportioné aux befoins de fon corps.

Je lui demandai enfuite , comment & par quel endroit fa maladie avoit commencé ; elle me dit , que le col avoit d'abord été affecté , & qu'elle s'apperçut qu'elle ne pouvoit plus le mouvoir avec autant de liberté qu'à l'ordinaire. Le mal s'étendit enfuite au vifage ; infenfiblement elle vit de jour en jour croître fa maladie , & elle fentit fa peau s'endurcir dans tous les endroits de fon corps.

Enfin je voulus fçavoir fi elle avoit eu quelque maladie précé-

dente, ou quelque frayeur, ou
fi elle avoit éprouvé quelque
violente & fubite paffion de l'a-
me. Je lui demandai auffi, fi elle
avoit toujours éte bien réglée ;
elle me dit, qu'elle n'avoit été
fujette à aucune incommodité,
qu'elle n'avoit point eu de
frayeur, & qu'elle n'avoit ref-
fenti aucune paffion violente qui
ait pu déranger fes fonctions ;
elle convint feulement que quelques années auparavant, elle
avoit éte attaquée d'une petite
fiévre. Quant à fes régles, elle
m'affura ne les avoir jamais
eues (a).

____

(a) On ne doit pas confondre cette
maladie avec l'éléphantiafis des Grecs,

Voilà,

Voilà, Monsieur, le récit fidele d'une maladie rare, & surprenante, au moins elle me paroît telle si j'en crois mes foibles lu-

---

ou la lépre des Arabes. Dans la lépre confirmée, la respiration est très-difficile, la voix est enrouée, l'haleine & les sueurs sont puantes, les veines de la langue deviennent variqueuses, le pouls est foible, l'urine bourbeusé, les excrémens sont fœtides, le sommeil est interrompu, les parties externes sont froides, la peau est livide & remplie de sillons & de crevasses, comme celle de l'éléphant, les articulations se nouent, les muscles des extrémités sont atrophiés, & la peau devient totalement insensible. La maladie de la jeune fille dont il est ici question, s'est présentée avec des symptômes bien différens, comme l'on peut en juger par la description que l'on vient d'en faire.

B

mieres ; car depuis trente ans
que j'exerce la Médecine , tant
dans cet Hôpital , & dans bien
d'autres Communautés , que parmi les perſonnes de la Ville , je
n'ai jamais obſervé un cas ſem-
blable , ni aucune maladie qui
puiſſe lui être comparée. Je ne
me ſouviens pas non plus que
l'on ait fait mention d'une pareille
maladie , ſoit dans les Livres de
Pratique, ſoit dans les Mémoires,
ou les Journaux des différentes
Académies de l'Europe. Je ne
connois que Diemerbroek (*a*)

(*a*) Il y a dans les tranſactions philo-
ſophiques , n°. 424. art. 1. une obſervation d'une maladie de la peau fort ſin-
guliere , qui paroît d'abord avoir quelque

qui ait fait une observation à peu-
près semblable dans son Traité

---

analogie avec celle-ci, & qui cependant
en est différente. La peau du jeune Anglois
sur qui fut fait cette observation, n'étoit
pas dure comme une écorce desséchée,
mais elle éroit tendue comme la peau
d'un tambour, & ressembloit à du cha-
grin par les petites éminences dont elle
étoit parsemée. Toutes les parties de la
face étoient conservées dans l'état naturel, ce qui étoit bien différent dans cette
jeune fille ; la peau du premier étoit extrêmement gonflée, & il se formoit tous
les ans une nouvelle peau dessous l'an-
cienne, qui pour lors se détachoit, & se
séparoit de tout le corps ; dans l'autre,
il ne se faisoit aucun changement ni dessus
ni dessous la peau. Enfin ce jeune homme
étoit insensible, & la jeune fille au contraire étoit devenue très-sensible.

B ij

des Nerfs ; il veut faire voir que,
quand une partie perd le fentiment, & qu'elle conferve le
mouvement, tout le mal vient
de la peau, & non des mufcles,
qui font les inftrumens du mouvement : comme Diemerbroek
penfe qu'il eft impoffible qu'une
partie foit deftituée de mouvement fans être infenfible, il rapporte l'obfervation qu'il a faite
d'une femme qui avoit la peau
roide, & defféchée comme celle
d'un tambour ; cette peau étoit
totalement privée de fentiment,
de façon qu'on la perçoit, ou
qu'on la brûloit, fans que la
femme en reffentit aucune douleur, comme fi cette partie étoit
déja morte ; ce n'étoit que quand

on traverſoit la peau de part en part , & qu'on commençoit à toucher aux muſcles avec l'inſtrument dont on ſe ſervoit , que la malade éprouvoit une douleur très-vive. On voit que notre Auteur ſe borne à faire part de l'obſervation , ſans rendre aucune raiſon de ce fait extraordinaire.

Le détail de cette maladie ſuffit, pour faire comprendre que la ſtructure de la peau étoit totalement dérangée ; qu'en conſidérant la dureté qu'elle avoit acquiſe , en examinant les mammelons, les vaiſſeaux ſanguins , les glandes qu'elle contient, il eſt probable que ce n'eſt que par le dérangement des nerfs qui ſervent à la former , ou par les vaiſſeaux artériels , qui lui ont refuſé la nourriture qui lui étoit néceſſaire , qu'elle a été endurcie de cette maniere. C'eſt ainſi que l'on voit des perſonnes d'un tempérament hipochondriaque , qui après de longs voyages ſur la mer , éprouvent de pareilles maladies ; la vapeur ſaline que la mer exhale , & que ces ſortes de perſonnes reſpirent , les ſels qui s'inſinuent par les pores abſorbans de leur peau , les viandes ſalées, & enfumées qu'elles mangent , alterent la nature de leur ſang , les vaiſſeaux abſorbans & expirans ſe bouchent , les conduits excretoires des glandes s'obſtruent, les papilles nerveuſes & la peau ſe durciſſent, & le ſentiment se perd. Telle est l'histoire rapportée par Diemerbroek, d'un Pilote qui, à son retour des Indes Orientales, avoit la peau si insensible, qu'il se brûloit, & qu'il manioit impunément des charbons ardens, sans ressentir aucune douleur. Mais mon observation n'est pas tout-à-fait semblable à celle que l'on trouve dans Diemerbroek, puisque la peau de la jeune fille, dont j'ai détaillé l'histoire, étoit dure comme du bois, & que néanmoins elle n'étoit pas privée de sentiment. _

La nouveauté de cette maladie me frappa vivement, & je crus devoir inviter plusieurs Médecins célébres, à être témoins de ce phénomene. M. Agnello Firelli, Médecin confommé dans la Théorie & dans la pratique de la Médecine , ainfi que M^rs. Cefare Cinque, & Orazio Biancardi , qui font les Médecins les plus anciens de cet Hôpital , & qui ont acquis une grande réputation , examinerent la maladie que je viens de décrire , en furent furpris , & avouerent qu'ils n'avoient jamais lû , ni rien vu de femblable.

Comme j'étois chargé de la cure de la maladie , j'avouerai fincérement que je commençai à en défefpérer. Je voyois qu'elle étoit extrêmement difficile à traiter , & quil feroit prefqu'impoffible de la guérir parfaitement,

tant

tant par rapport à la singularité
du mal, que parce que cette pauvre fille ne m'avoit donné aucuns
moyens propres à me faire soup-
çonner les causes efficientes pro-
chaines, ou éloignées de sa maladie, comme il est aisé de s'en
convaincre par l'histoire que j'en
ai faite ; je ne voyois donc rien
qui pût m'indiquer quel étoit le
vrai remede que je devois mettre en usage. Quand on est sûr
du diagnostic d'une maladie, on
se conduit avec plus de courage
& de fermeté ; quand au contraire on en ignore les causes, on
marche dans les ténébres, & l'on
a tout lieu d'appréhender.

Aussi-tôt que l'on réfléchit sur
l'histoire de cette maladie, on

C

s'imagine que l'on ne doit l'attri-
buer qu'au défaut des régles , qui
n'avoient pas encore pris leur
cours, quoique cette fille fût dans
un âge convenable, pour payer ce
tribut à la nature. On eft fur-tout
porté à penfer ainfi , quand on
fait attention aux accidens qui
furviennent ordinairement quand
cette évacuation fe fupprime ;
cependant les Médecins voyent
quelquefois des femmes qui jouif-
fent d'une bonne fanté, & qui
même ne font pas ftériles , quoiqu'elles n'aient jamais été ré-
glées ; c'eft pourquoi l'on ne
doit pas regarder la fuppreffion
du flux menftruel , comme la
caufe abfolue de cette maladie :
tel eft le jugement que j'en ai

porté. L'expérience ne m'a point démenti, car la malade a été bien guérie, sans que les regles se soient aucunement déclarées.

Ne trouvant aucunes ressources du côté de cette jeune fille, pour découvrir la vraie cause de la maladie, je me retournai du côté de la bonne & saine théorie. J'examinai la partie affectée avec attention. J'observai la nature de la peau, les vaisseaux qui entroient dans sa composition ; je réfléchis sur les fonctions particulieres auxquelles la nature l'a destinée. Je pensai d'abord que la peau devoit se prêter en tous sens ; comme on le voit dans les gens maigres qui acquerent de l'embonpoint, dans les hydropiques, dans les femmes groffes, dans l'emphife-me, & dans toutes les autres circonftances, où elle s'étend d'une maniere prodigieufe. Je conçus qu'elle devoit avoir la faculté de reprendre fon état naturel, quand on avoit écarté les caufes qui la tenoient diften-due. Je me repréfentai de plus que la nature avoit formé la peau pour être l'organe excré-toire de la fueur, qu'elle fervoit à la tranfpiration infenfible du corps, ainfi qu'à abforber tout ce qui vient du dehors au - de-dans, & enfin que c'étoit l'inf-trument du toucher.

Je confidérai que la peau de la malade étoit devenue roide, &

entiérement durcie , comme fi
l'on avoit pu appeller cette maladie *un refferrement tonique de
toute la peau*, formé par une ri-
gidité & une féchereffe extraor-
naire des parties qui la compofent. Je cherchai d'abord à découvrir quelles étoient les premieres parties qui avoient été
affectées , quelle étoit l'origine
de cette maladie , qui s'étoit infenfiblement communiquée à toute la peau , comment elle avoit
acquis cette dureté finguliere ,
& par quelle raifon elle avoit
perdu l'ufage de fes fonctions
importantes pour la fanté & la
vie.

Je réfléchis enfuite fur la texture particuliere du pannicule

charnu. Je me rappellai que cette partie de la peau, qui est si compacte & si capable de s'étendre & de se resserrer, n'est autre chose qu'un composé d'une quantité innombrable de filets nerveux, émanés des gros troncs, qui passent à travers la membrane adipeuse, recouverts de la tunique solide, que la dure-mere leur fournit. Ce prolongement de la dure-mere s'unit aux filets tendineux des muscles du corps, & sur-tout à ceux des muscles du bas-ventre, du moins c'est le sentiment de Stenon (*a*). Ces nerfs se portent sur

____

(*a*) *In Histor. Can. Carchar. Dissect. capit. pag.* 97.

tous les téguments du corps. Ce font des ramifications des troncs nerveux de Veslingius, de Willis, & de Van-horne (a), & comme je le pense, de tous les nerfs qui se distribuent sur les parties musculeuses : ces mêmes nerfs vont aboutir sur la peau, en forme de petits pinceaux rayonnés, très déliés, très fins, comme on est à portée de le voir dans les tables d'Eustache. Après s'être dépouillés de leur enveloppe extérieure qui sert à former la partie la plus dure de la peau, ils vont se terminer sur la superficie du corps avec leur

____

(a) *In Not. ad* §. 64. *Sui microc.* pag. 261.

C iiij

subſtance intérieure, & ſe pré-
ſentent ſous la forme de petits
mammèlons fins, délicats, d'une
texture molle, & diſpoſés perpendiculairement. Ce ſont les papilles nerveuſes dont parlent les
Anatomiſtes, qui ont été d'abord
découvertes par l'illuſtre Malpighi (*a*) dans la langue, dans
l'extrémité des doigts des pieds
des animaux ; & enſuite par
Ruiſch (*b*), dans toute la ſuper-
ficie de la peau. Malpighi regar-
de ces papilles nerveuſes, comme
l'organe immédiat du toucher, ou

(*a*) *In Epiſtol. De Ext. tact. organ.*
& de Ling.

(*b*) *In Adverſ. Anat. n°. 3. 5. In*
Epiſtol. 1. & fuſiùs in Epiſt. ad Boerh.

du moins comme les inftrumens qui fervent à communiquer les impreffions , & l'action dè la plûpart des corps extérieurs ; ce font les mammelons nerveux qui nous apprennent à diftinguer la dureté & la moleffe des corps , le chaud & le froid , & (*a*) toutes les autres qualités de la matiere.

Après avoir fait mes réflexions fur l'arrangement de toutes ces

---

(*a*) Ces papilles nerveufes différent en nombre , en figure , en fentiment , dans les différens endroits du corps où elles font placées , comme l'ont obfervé Winflow dans *fon Traité des Téguments* n°. 9. Ruifch *in decad.* 1. *Adverf.* n°. 5. Albin, *in libr. de Color. Æthiop.* & d'autres.

différentes parties, je confidérai la maniere avec laquelle les mammelons paroiſſoient environnés autour de leur baſes, d'une membrane molle, mucilagineuſe, mais aſſez tenace, qui ſe trouve percée & criblée ſelon leur direction. Ces mammelons paſſent à travers les pores & les interſtices de cette membrane, à travers les conduits excrétoires des glandes qu'ils recouvrent, & des ramifications des vaiſſeaux abſorbans, & expirans. C'eſt pourquoi Malpighi (*a*) appelle cette membrane le corps réticulaire, & Monſieur Winſlow (*b*) la nomme le

_____

(*a*) *Loc. citat.*
(*b*) Dans ſon Traité des Tégum. n°. 4.

corps muqueux. Cette membrane n'a pas la même confiſtance, & la même épaiſſeur par tout : elle eſt différemment diſpoſée & figurée dans les différens endroits du corps. Dans les parties où le ſentiment eſt plus délicat, comme ſur la langue, ſur les levres, ſur les papilles des mammelles &c. la nature paroît avoir multiplié les mammelons nerveux, & les avoir rendus plus apparens. Dans ces ſortes de parties, le corps réticulaire eſt très mince; c'eſt pourquoi les ſçavans Médecins ne croyent pas que le corps muqueux, ſoit réellement percé & criblé, comme le penſe l'illuſtre Malpighi (a), mais

____

(a) Loc. citat. & de Ling.

fimplement creufé par les papilles qu'il contient ; chaque
mammelon fe trouve renfermé
dans la fubftance du corps muqueux, comme dans une guaine ,
puifqu'en regardant le corps réticulaire à l'intérieur , il paroît
percé d'une infinité de petits
trous , tandis qu'à l'extérieur on
n'apperçoit que des tubérofités
& des petites éminences.

Comme cette partie me paroît
être très-propre à me donner une
idée jufte de la caufe de la maladie finguliere que j'ai décrite ;
je m'attacherai particuliérement
à examiner la nature de ce corps
muqueux : le célébre Albinus
(a) prétend qu'il n'eft qu'une

(a) *Albin. lib. de Color. Æthiop. pag. 7.*

production de la furface interne
de l'épiderme, à laquelle il eft
étroitement uni, & qu'il ne l'eft
point à la peau. Le fçavant Boerhaave (*a*) penfe au contraire,
qu'il n'eft formé que par les membranes qui recouvrent les nerfs
cutanés. Pour moi je fuis d'un
avis tout différent ; ce n'eft pas
que j'aie deffein de contredire
de fi grands hommes, mais fimplement parce que je crois que
mon fentiment eft conforme à la
vérité. Je penfe donc que le
corps muqueux eft une membrane particuliere, féparée de l'é-
piderme, & de la peau ; je pré-
fume qu'elle eft répandue par

____

(*a*) *In Tract. de funct. cut.* §. 418.

tout le corps, qu'elle fert à des
ufages très-importans, que néanmoins elle communique d'un côté
avec la peau, & de l'autre avec
la furpeau.

Il eft conftant que le corps
muqueux n'eft pas une production de la fubftance interne
de l'épiderme, qui eft blanc &
tranfparent dans les Négres,
quand on le fépare de la peau
par le moyen du feu, ou d'un
épifpaftique. Le corps réticulaire
au contraire, qui eft toujours
blanc dans les Européens, eft
noir dans les Ethiopiens ; fa furface interne, qui touche au pannicule charnu eft très-noir ; c'eft
même ce qui caufe la noirceur de
la peau des Négres ; cette mem-

brane eſt donc différente de la ſurpeau. Les Anatomiſtes, & Albinus lui-même en conviennent. Mais ſans m'en rapporter au témoignage des autres, je me ſuis rendu à une expérience particuliere, que j'ai faite ſur une Négreſſe, qui eſt venue dans cet (*a*) Hôpital ; elle avoit une fie-

---

(*a*) Si l'Analogie pouvoit fournir quelques éclairciſſemens ſur cette matiere, je ferois porté à croire, après l'obſervation de M. Curzio, qu'il y a un rapport ſingulier entre la formation du corps muqueux des animaux, & celui des végétaux. On ſçait par les expériences qui ont été faites ſur l'accroiſſement des Arbres, qu'il ſe forme dans un certain tems de l'année, entre le corps ligneux & l'écorce, une matiere gluante, & viſqueuſe. Ce vre pétéchiale avec un tranſport au cerveau, pour lequel je lui fis appliquer les véſicatoires aux bras & aux jambes. J'aſſiſtai quand on leva l'appareil, & je remarquai avec une vraie ſatisfaction que l'épiderme qui avoit été enlevé par l'action des mouches cantarides étoit blanc, qu'il étoit rempli d'une liqueur jaunâtre, & qu'il ſe trouvoit ſous

---

n'eſt probablement que ce même corps muqueux, qui d'un côté à la faculté de former des couches ligněuſes, & de l'autre des couches corticales. On pourroit conjecturer que cette ſubſtance mucilagineuſe que M. Curzio à découverte, entre la peau & la ſurpeau, ſeroit propre d'un côté à devenir épiderme, & de l'autre à former des additions à la peau.

la

la cuticule une humeur gluante,
qui étoit noire. Je fis appliquer
par le Chirurgien quelques médicamens relâchans, & en deux
jours cette humeur visqueuse se
deffecha, & la plaie devint belle
& vermeille, comme on l'obser-
ve ordinairement dans les autres
sujets. On voit évidemment par
cette observation que la noirceur
de la peau des Négres ne vient
que du corps réticulaire, qui n'est
point produit par la substance interne de la surpeau. De plus il
est vraisemblable (a) que ce n'est

(a) Quelques Auteurs croyent que la
noirceur de la peau, est formée par un suc
noir. Mais M. Littre dans les Mémoires
de l'Académie des Sciences , Ann. 1702.

point comme le penfe Boerhaave, un prolongement des membranes.

---

a fait des expériences qui prouvent le contraire. Il a laiffé macérer pendant l'ef-pace de fix jours dans de l'eau chaude, une portion de la peau d'un Négre ; il en a mis un autre morceau dans l'efprit de vin , & un troifiéme dans de l'eau bouillante : ces différentes liqueurs n'en ont été nulle-ment teintes. Albinus avoit tenté la même expérience inutilement , comme on le voit dans fon liv. de Color. Æthiop. C'eft pourquoi M. Littre penfe que la noir-ceur des Négres vient en partie de la ftruôture de la membrane réticulaire , & en partie de l'action de l'air qui eft très chaud dans les Zones qu'habitent ces Peuples. Les enfans des Négres font blancs en naiffant, ils ont feulement les extrémités des ongles noires ; on remar-que dans les mâles une tache noire à l'exdes nerfs ; il ne s'agit pour s'en convaincre que de s'en rapporter à l'Autopsie , qui démontre que le corps réticulaire, est d'une nature muqueuse & non nerveuse. Il n'est pas naturel de penser que les membranes des nerfs dépouillées de leur substance pulpeuse, qui sert à former les papilles , puissent acquérir une pareille consistance , & que dans l'état de santé , elles perdent leur

---

trémité de la verge. Ces taches s'étendent peu-à-peu , & à la fin couvrent tout le corps ; desorte que les enfans au bout de quelque tems deviennent tout noirs. Cela suffit pour faire voir que la membrane réticulaire est différente de l'épiderme.

D ij

folidité naturelle ; ce qui ne peut
arriver que dans le cas de maladie , comme je l'ai obfervé dans
une jeune fille malade , qui vint
dans cet Hôpital en 1729 (*a*).

____

(*a*) Cette jeune fille fe préfenta à
l'Hôpital , affligée de cette incommodité , & d'une émiplégie qui lui étoit reftée
fur le côté droit , après une attaque
d'apoplexie ; elle mourut. Je lui fis ouvrir le crâne , je trouvai les membranes , la fubftance médullaire , en un
mot , tout l'hémifphere du cerveau con-
verti en une matiere muqueufe , que l'on
tiroit par filandres , avec la pointe d'un
couteau , & qui enfuite acquéroit un certain degré d'épaiffiffement: je trouvai entre
les deux membranes qui recouvrent le cerveau , un amas confidérable d'humeur féreufe, noire , & d'un goût entre le falé &
l'amer. Cette obfervation me furprit ; deux

En outre Boerhaave auroit bien
dû ne pas s'en tenir à la suppofi-
tion, mais démontrer que ce
corps réticulaire eft produit &
formé par la tunique des nerfs;
d'autant plus que le fameux M^r
Winflow affure que l'origine de
ce corps réticulaire, n'eft point
encore bien développée, & que
l'on n'a pas déterminé par des
preuves démonftratives, s'il forme féparément une enveloppe
univerfelle, ou s'il appartient
plutôt au corps de la peau qu'aux
mammelons & à l'épiderme.

C'eft pourquoi j'ai cru devoir

des plus fameux Médecins de cet Hôpital,
Mrs Niccolò Cirillo, & Niccolò Cres-
cenzo, qui affifterent à cette ouverture,
en furent également étonnés.

abandonner l'avis de ces célébres
Médecins. J'ai confidéré le corps
réticulaire, comme une membrane qu'avoit formé l'Auteur de
la nature pour affermir les papilles nerveufes, pour les conferver dans leur état de moleffe,
& de flexibilité, pour les défen-
dre du contaƐt des corps extérieurs, qui pourroient ou les irriter, ou leur caufer quelque dérangement, & pour les préfer-
ver des humeurs acres & falées
qui fe féparent des vaiffeaux.
J'ai cru que l'on pourroit être
perfuadé avec raifon, que ce
qui fort des conduits excrétoires des glandes cutanées, fe
condenfe en une fubftance muqueufe, & tenace. Ce qui me

confirme dans ce sentiment, c'est
l'expérience ; quand la maladie a
par hazard enlevé cette membrane réticulaire, bientôt après,
il s'en produit une nouvelle..

En faifant réflexion fur la caufe
de la maladie que j'ai décrite, en
examinant la nature de la membrane réticulaire, je m'imaginai
que la faculté qu'a la peau de s'é-
tendre & de fe refferrer, venoit
de la flexibilité & de la foupleffe
des parties qui la compofent ; par
conféquent du pannicule charnu,
des mammelons nerveux, du
corps réticulaire, & de l'épiderme. C'eft de cette union, & de
cette foupleffe qui fe trouve dans
les parties dont la peau eft formée
que dépend la fenfation du tou-

cher ; quand au contraire la maladie a apporté quelque dérangement à la conſtruction particuliere de la peau, le pannicule charnu, les papilles nerveuſes, le corps réticulaire, & l'épiderme ſe durciſſent de la même façon que les ongles & la corne des animaux, comme Malpighi & Duverney l'ont obſervé.

C'eſt pourquoi la nature, toujours attentive à nos beſoins, a placé la membrane adipeuſe deſſous le pannicule charnu, afin que les fibres fuſſent toujours dans l'état de ſoupleſſe néceſſaire à leurs mouvemens. Outre cette précaution que la nature a priſe, elle a encore eu le ſoin d'y placer d'autres machines, & des

vaiſſeaux

vaisseaux qui séparent le liquide propre à entretenir toutes les parties de la peau flexibles. La surface interne du corps de la peau est toute parsemée de petits grains, ou de pelotons que l'on nomme communément glandes miliaires, à cause de la ressemblance qu'elles ont avec un grain de millet. Quoique Ruisch soit d'un sentiment différent dans une Lettre adressée à Boerhaave (*a*), il paroît constant que leurs tuyaux excrétoires s'ouvrent à la surface de la peau dans laquelle ils sont enchassés : on a découvert à leurs extrémités un

____

(*a*) *In Epist. Responf. ad Herm. Boerh. p. 53. 58. 59.*

E

petit pli en forme de valvule, fait pour favoriſer & régler la ſortie de la ſueur. On admire encore plus la prévoyance de la nature, qui a fait naître au milieu des glandes miliaires une eſpece particuliere de glandes qu'elle a répandues en plus ou moins grande quantité dans de certaines parties. Ces ſortes de glandes ſervent à filtrer une humeur huileuſe ; Valſava (*a*), Morgagni (*b*) les appellent des glandes ſébacées : elles ſont figurées dans les Planches de Bidloo (*c*), & Boerhaave (*d*) en

---

(*a*) *De Aure human. Cap. I.*
(*b*) *Adver. 4. n°. 32, & aliis in locis.*
(*c*) *Tab. IV. fol. 6. Tab. XLV. fol. 5.*
(*d*) *In Epiſt. de fabric. Gland.*

distingue de deux especes, & les
nomme des follicules. Les follicules font implantés dans la fubftance de la membrane adipeufe
où fe fait la féparation de la matiere fébacée ; les artéres qui fe
répandent dans cette membrane,
fourniffent des conduits excrétoires qui vont aboutir fous l'é-
piderme avec tous les autres
vaiffeaux de la peau ; c'eft-là
que fe fépare, & fe répand cette
matiere fébacée. Par le moyen
de cette fubftance huileufe qui
eft ainfi portée aux endroits où
la nature l'exige, la peau fe
maintient dans fon état naturel,
& refte toujours fouple.

Après avoir admiré le travail
merveilleux du Créateur dans la

compofition de toutes les parties, il nous refte à jetter les yeux
fur les autres matériaux dont la
peau eft formée. Confidérons
cette quantité prodigieufe de
vaiffeaux fanguins, artériels &
veineux, qui forment par leur
difpofition & leur entrelacement
mutuel une efpece de corps réticulaire, & qui vont enfuite fe
terminer fous l'épiderme en une
infinité de petites ouvertures.
Ce lacis vafculaire n'eft qu'une
production latérale des artéres,
& des veines capillaires, qui dans
leur état naturel, ne laiffent paf-
fer que la portion féreufe, ou
lymphatique du fang ; on ne peut
pas dire que ce foit proprement la
continuation des vaiffeaux fan-

guins. C'eſt pourquoi ſelon le ſentiment de M. Winſlow, les in-
jeâions fines & ſubtiles que
font les Anatomiſtes, ne peuvent
rien prouver ſur cette matiere,
puiſque la liqueur que l'on injeâe
paſſe de l'artére à la veine, ſans
ſe répandre dans les vaiſſeaux
collatéraux. On voit évidemment que lorſqu'il ſe forme quelques compreſſions, obſtruâions,
ou étranglemens à l'extrémité de
l'artére, de façon que le cours du
ſang ſoit intercepté, il faut néceſſairement que la force impul-
ſive du cœur chaſſe le ſang dans
les ramifications collatérales, &
qu'il augmente leur calibre ; de-
là il eſt aiſé de concevoir que
puiſque dans l'état naturel les

vaiſſeaux reçoivent la partie blanche du ſang, ils ſeront alors capables d'admettre la partie rouge. C'eſt pourquoi dans de certaines occaſions on voit toute la peau devenir rouge, de blanche qu'elle étoit auparavant. Les Grecs ont nommé Phlogoſe cette eſpece de changement (*a*).

(*a*) La nouvelle découverte qu'a fait Monſieur Ferrein des artéres lymphatiques, ne ſemble pas favoriſer cette hypothéſe. Le calibre de ces ſortes de vaiſſeaux eſt trop petit pour admettre la partie rouge du ſang. Ce que l'on dit de la conjonctive qui, de blanche devient rouge, ne rend pas ce ſentiment moins problématique, puiſqu'elle peut rougir par le gonflement des vaiſſeaux ſanguins. Les ſueurs de ſang, l'écoulement des regles,

La conjonctive est assez sujette à l'inflammation. Ce phénomene est bien plus sensible dans cette partie que par-tout ailleurs, parce qu'elle est blanche de sa na-

---

& celui des hémorrhoïdes, se font par la seule dilatation des vaisseaux sanguins, dont le ressort cede à la quantité du sang, ou à la force impulsive du cœur. Si le sang dans les inflammations prenoit la route des vaisseaux lymphatiques, il ne pourroit jamais rentrer dans ses propres vaisseaux, parce qu'il auroit à remonter contre la force du cœur ; il seroit donc nécessité de séjourner dans les artéres lymphatiques, ou du moins de se faire jour par les veines lymphatiques. Par ce moyen toutes les inflammations, qui ne se termineroient pas par une hémorragie, tourneroient en suppuration, ou en gangrene, & l'on ne pourroit en résoudre aucune.

E iiij

ture, & qu'elle n'eſt preſque compoſée que de vaiſſeaux lymphatiques. Mais s'il ſurvient quelques obſtacles à la circulation, & que le ſang ne puiſſe pénétrer juſques dans les veines, auſſi-tôt on voit la conjonctive qui, de blanche devient rouge. Quand on leve les obſtacles qui arrêtoient la circulation, le ſang reprend ſon cours ordinaire par les veines ; les vaiſſeaux lymphatiques ſe dégorgent de leur ſang, ſe remettent dans leur état naturel : alors il (*a*) n'y coule plus

---

(*a*) Cette hypothéſe ſuffit pour expliquer comment ſe font les ſueurs de ſang qui arrivent quelquefois. Telle eſt l'obſervation de Ruiſch. *Adverſ. Anat. decad.*

que de la lymphe, & la peau reprend de nouveau sa forme & sa blancheur.

Quand j'eus considéré avec attention l'arrangement admirable de toutes les artéres, & les veines, je réfléchis sur les fonctions importantes auxquelles elles étoient destinées par la nature, c'est-à-dire, à l'aspiration & l'expiration insensibles qui sont si nécessaires à la vie. Ce sont

---

III. n°. 3. C'étoit une jeune fille qui perdit ses regles, & qui fut débarrassée de sa pléthore par une sueur de sang qui lui survint. Cette histoire se trouve confirmée par d'autres accidens semblables, rapportés par Ruisch, Borelli, *Histor. Anat. p. 351,* & par d'autres Auteurs.

donc ces conduits excrétoires
par lesquels fort l'insensible
transpiration. Quoique cette
vapeur soit extrêmement sub-
tile, & qu'elle échappe à la
vue, elle a cependant été obser-
vée par le grand Hippocrate,
comme on le voit par différens
passages de ses Ecrits (*a*). *Tou-*
tes les parties du corps, dit-il,
transpirent de l'intérieur à l'exté-
rieur, & aspirent de l'extérieur à
l'intérieur (*b*) *;* & ailleurs *les*
chairs attirent du dehors & du de-
dans du corps. Cette évacuation
si admirable, si utile à la vie a été
ignorée de presque tous les an-

(*a*) *Lib. de Alim. n°. 4.*
(*b*) *Epidem. lib. 6. Sect. 6.*

ciens Médecins ; enfin elle a été prouvée & démontrée par les observations suivies pendant trente années par Sanctorius , le flambeau de notre Patrie. Ces expériences ont été continuées , renouvellées & rectifiées en France par le fameux M. Dodart, qui a paffé vingt années de fa vie à ce travail. L'exact obfervateur M. Keil a travaillé pendant dix ans en Angleterre fur la même matiere. Boerhaave (a) & M. Winflow (b) l'ont rendu fenfible par des expériences fimples & faciles à pratiquer.

____

(a) *In Epift. de fabr. Gland. ad Ruifch. pag. 9.*
(b) *Loc. Citat. n°. 55. 59.*

Il eſt conſtant que le Créateur n'a établi cette tranſpiration, que parce qu'elle étoit d'une très-grande utilité au corps ; mais un des uſages les plus importans de cette évacuation, c'eſt d'entretenir la peau dans un eſpece de bain qui la rende flexible. Cet avantage eſt bien plus ſenſible dans les mammelons nerveux qui, ſans cette roſée ſalutaire, deviendroient immanquablement ineptes à la ſenſation du toucher, & ſeroient roides & inflexibles, comme M. Winſlow (*a*) l'a fort bien obſervé. Afin que la tranſpiration ne fût jamais interrompue, la nature a voulu

____

(*a*) *Loc. Cit.* n°. 56.

que les extrémités des veines cutanées, après avoir traversé la
membrane nerveuse ou le pannicule charnu, vinssent se terminer sous l'épiderme en une infinité de petites ramifications,
qui font les conduits immédiats
qui servent à l'évaporation de
cette évacuation imperceptible,
& à absorber l'humidité de l'air;
c'est ainsi que la nature à sçu re-
médier aux pertes continuelles
que nous éprouvons par la transf-
piration, en nous donnant des
vaisseaux propres à repomper
l'air, & à nous transmettre les
parties qu'il contient, qui peuvent nous être utiles. Si la nature
n'avoit eu la précaution de nous
donner des vaisseaux absorbans,

notre fang fe feroit épaiffi , &
nos fibres auroient été deffechées,
par rapport à la confommation,
continuelle du fluide qui s'évapo-
re de notre corps par les vaiffeaux de la tranfpiration. L'expérience fait voir la vérité de ce
que je dis. Quand l'air eft fec,
& qu'il eft privé de l'humidité
fuffifante , nous avons befoin
d'une boiffon plus abondante ,
parce que l'air abforbe l'humidité qui régne autour de notre
peau. Hippocrate, comme je l'ai
fait voir, étoit pleinement inftruit
de cette vérité , ainfi que Galien (a).

(a) Dans fon Traité de l'ufage du
Pouls. *Chap. 5.*

Paracelfe a fait à ce fujet une belle expérience : fans doute il a été conduit à la tenter par le témoignage des Auteurs dont je viens de parler. Il a trouvé le moyen de nourrir un homme pendant plufieurs jours, en ne lui donnant d'autre aliment que quelques liquides nourriffants qu'il faifoit répandre fur fon corps, & qui étant abforbés pàr les vaiffeaux de la peau, maintenoient cet homme dans l'état de fanté.

Je pourrois bien rapporter ici plufieurs autres expériences, pour prouver comment fe fait cette abforption de parties infenfibles par la peau, comme cellè que Boile (a) a faite fur un homme

____

(a) *Tract. de mira fubtilit. effluv. C. 4.*

qui, pour avoir tenu dans ſes mains des mouches cantarides ſeches, fut ſaiſi d'une vive douleur à la veſſie avec un étranglement conſidérable qui arrêtoient l'écoulement de l'urine (a). Je pourrois auſſi citer la même expérience qu'il fit ſur un autre homme qui en eut un piſſement de ſang, & celles qu'ont fait bien d'autres Auteurs ; mais pour ne pas trop m'écarter de mon ſujet, je ferai ſimplement remarquer l'expérience que l'on fait tous les jours du mercure éteint dans une matiere graſſe dont on ſe ſert pour les frictions, & que l'on trouve enſuite dans la carie des os

____

(a) *Tract. de Poroſit. Corp. animal.*

de

de la tête, du fémur, de l'humérus, & des côtes, On conçoit que
cela ne peut arriver que par l'intromiffion qui fe fait du mercure
par les ouvertures des vaiffeaux
abforbans ; il paffe des vaiffeaux
de la peau dans les petits rameaux, des rameaux dans les
troncs, de-là dans les canaux les
plus gros, d'où il eft porté au cœur,
du cœur dans les artéres, & il
parcourt enfuite toutes les routes de la circulation, & pénetre
toutes les parties du corps (*a*).

____

(*a*) L'action des vaiffeaux abforbans
& expirans de la peau eft encore très-
clairement prouvée par l'obfervation de
Verulam. Bacon dans fon hiftoire de la
Vie & de la Mort ; Keil a fait la même
obfervation, & l'a confimée. Voici en

Après avoir confidéré la nature & l'ufage de tous les vaif-

---

quoi elle confifte. Si l'on fait coucher dans
le même lit une jeune fille avec une
vieille, on voit l'une perdre fon embonpoint & fes couleurs, & l'autre prendre
un teint fleuri, & de nouvelles forces.
On lit encore dans Bacon Hift. XXVI.
Conclus. IX, une obfervation femblable,
Il rapporte que la vieilleffe avoit renu
du Frederic Barberouffe fi caduc, qu'il
avoit perdu prefque toutes fes forces, &
qu'un Médecin Juif lui avoit confeillé de
faire coucher avec lui deux jeunes gens
pour le fortifier. C'eft pour la même raifon
qu'on lit dans le Chap. premier du troifie-
me Livre des Rois, que les favoris du Roi
David l'engagerent à faire coucher avec
lui la jeune Abifag. Ce font les paroles
mêmes du Texte Sacré, qui a été com-
menté de cette façon par Cornelio à La-

seaux artériels & veineux que je
viens de décrire, après avoir
examiné les conduits excrétoires
des glandes miliaires & sébacées
qui sont sous la peau, ainsi que le
corps réticulaire de Malpighi, je
fis réflexion que toutes ces parties qui composent la peau,
étoient recouvertes, liées, dé-
fendues par une membrane particuliere que les Grecs appellent

pide ; il cite pour son autorité le sentiment
de Valesius qui, au Chapitre XXIX de la
Philosophie sacrée, assure après les principes de Galien, que les esprits qui sor-
toient du corps de la jeune Abisag étoient
plutôt propres à réchauffer & fortifier le
vieux David, que les habits, & les peaux
dont on le couvroit, & toutes les liqueurs
spiritueuses qu'il buvoit.

épiderme , & les Anatomistes la
surpeau. Quoique l'on n'ait pas
déterminé précisément ce qui forme la cuticule , on y remarque
cependant des fibres charnues,
nerveuses , & des vaisseaux sanguins : elle est d'une structure admirable & d'une nature très-
forte ; elle ne se corrompt pas facilement dans les parties qui sont
en inflammation ou en gangré-
ne , mais elle se sépare de la
peau , & l'on voit renaître une
nouvelle surpeau qui a la même
forme & les mêmes propriétés
que la premiere. Cette membrane
est aussi percée d'une infinité de
petits trous qui correspondent à
l'orifice des vaisseaux aspirants
& expirants , aux conduits excré-

toires des glandes, sans omettre ceux qui donnent paſſage aux poils (a). Quand on examine l'épiderme avec un verre lenticulaire, on voit qu'il eſt tout criblé de trous, & parſemé de petites écailles. Ces écailles ſont formées par la courbature des vaiſſeaux excrétoires ; pluſieurs Auteurs les ont priſes pour des

---

(a) Le fameux Leuwenoek aſſure dans ſon Anatomie complette avoir obſervé avec ſes microſcopes dans une petite portion de la peau de la groſſeur d'un grain de ſable, 125000 pores. Si quelqu'un douroit de cette quantité prodigieuſe de trous répandus ſur la peau, il doit avouer que ce que nous avons dit, ſuffit pour faire penſer que le nombre en eſt infini.

valvules ; quoi qu'il en soit, la nature paroît les avoir formées pour
modérer la tranfpiration & empêcher qu'elle ne s'échappe fous
une forme fenfible.

Voilà, Monfieur, par quels
moyens je fuis parvenu à me
donner une jufte idée de la nature, & de la caufe de la fâcheu-
fe maladie dont il s'agit. J'examinai donc bien attentivement toutes les parties intégrantes de la
peau, & particuliérement l'ordre
admirable que fuit la nature,
pour donner à ces parties la foupleffe qui leur eft néceffaire.
Ayant l'efprit rempli de toutes
ces réflexions, je commençai à
confidérer attentivement notre
jeune malade. J'obfervai que fa

peau, comme je l'ai déja rapporté, n'étoit pas molle & flexible,
mais dure, rénitente au toucher,
& peu propre à la tranfpiration ;
de-là je crus pouvoir préfumer
avec affez de vraifemblance, que
la caufe immédiate de cette maladie étoit un refferrement tonique de toute la membrane nerveufe de la peau, des tuyaux
excrétoires des glandes miliaires
& fébacées, & des vaiffeaux de
la tranfpiration. Comme les artéres qui rampent fous la peau
ne fournifloient plus la matiere
huileufe aux glandes fébacées,
l'eau aux glandes miliaires, &
la vapeur de la tranfpiration infenfible aux vaiffeaux expirans,
la peau devoit néceffairement fe

roidir, fe deffécher, fe contrac-
ter & s'endurcir. C'eft ainfi que
le cuir fe durcit, quand on le prive
de l'humidité que contiennent les
parties qui le compofent.

Auffi-tôt que j'eus pris cette
idée de la maladie, je commençai, fi je ne me trompe, à connoître la caufe de fes progrès &
de fes effets furprenants ; je vis
d'abord pourquoi cette incommodité qui avoit commencé par
le col, s'étoit communiquée enfuite à toute la peau. Comme cette membrane eft de la même nature dans tous les endroits du
corps, elle devoit naturellement
être attaquée de même par-tout.
Ce qu'il y avoit de plus fingulier,
c'eft la langue de cette jeune fille,

qui étoit si dure & si rétrecie,
qu'elle ne pouvoit se dilater, ni
se porter en avant ; elle étoit
de figure à-peu-près cylindrique,
de façon que la malade avoit beaucoup de peine à faire la dégluti-
tion des alimens solides, & qu'elle ne parloit qu'avec difficulté.
L'étonnement de ceux qui avoient
vu avec admiration la forme de
la langue, venoit de ce qu'ils
s'imaginoient que ce muscle n'a-
voit pas les tégumens communs
au reste du corps. Ce sentiment
est entiérement faux , & l'on
trouve dans la langue toutes les
parties propres à former cette
membrane nerveuse dont j'ai
parlé. Je ne crois pas que cela ait
besoin de plus grandes preuves

G

que celles qu'ont donné Bellini,
Malpighi, & Fracaffatus (*a*) qui
ont démontré cette membrane.

Quoique j'euffe tout lieu de
penfer, par les obfervations que
j'avois faites, que c'étoit la membrane nerveufe qui étoit la caufe
efficiente de ce rétreciffement
tonique de la peau, je n'ofois
cependant me flatter de mettre
cette propofition en évidence.
Je fentis pour lors la vérité de çe
qu'on lit dans Pline, qui eft que
nous n'avons point de connoiffan-
ce des caufes qui maintiennent
les refforts de notre vie, & que
nous ignorons encore plus les
caufes de nos maux (*b*). Il peut

____

(*a*) *In tract. de Ling.*

(*b*) C'eft pour cela que Fernel a comse former dans notre corps des maladies surprenantes, sans que nous en puissions pénétrer les causes comme l'a très-bien observé Forestus (a). Je conjecturai néanmoins que la suppression des regles, qui avoit été occasionnée par quelques raisons particulieres, pouvoit être la cause éloignée de la maladie, & je ne crois pas m'être trompé.

Tout le monde sçait que quand les filles ont atteint l'âge de quatorze ans, & souvent avant qu'elles y soient parvenues, il s'amasse tous les mois dans le

posé deux Livres sur l'obscurité des causes des phénomenes de la nature.

(a) *Lib. XVII. Observat.*

G ij

corps une fi grande abondance de fang , que la nature a formé la matrice comme une efpece d'organe qui fert de dégagement au fang , & qui eft pourvu de toute la mécanique néceffaire pour en faciliter la fortie ; à moins qu'il n'y ait groffeffe , que la femme n'allaite fon enfant, ou à moins qu'il ne fe faffe d'autres évacuations par la fueur , la tranfpiration infenfible , par la veffie , ou par la veine hémorrhoïdale , qui puiffent diminuer la pléthore ; la fuppreffion des regles doit donc néceffairement entraîner bien des accidens fâcheux (*a*). Notre jeune

---

(*a*) Cette regle eft fi conftante , que la nature l'obferve, même dans prefque tous

malade avoit feize à dix-fept ans
& n'avoit pas encore été réglée;
elle étoit cependant d'une com-
plexion affez robufte, & d'une
affez bonne fanté. C'eft pourquoi
la nature avoit cherché à fe dé-
barraffer de la pléthore par des
routes différentes de celles de la
matrice, & probablement elle
avoit choifi celles de l'infenfible
tranfpiration. Auffi-tôt que cette
évacuation a été fupprimée, le
fuperflu de la maffe du fang qui

---

les hommes. Quand le fang devient trop
abondant, la pléthore diminue par l'augmentation des différentes évacuations,
ou le fang fe fraye des routes nouvelles
& perce au dehors. *Sanct. in fuâ ftat.*
Hoffm. in lib. 1. Medic. Siftemat. T. 1.
§. 2. Cap. XI.

G iij

devoit paſſer par les pores de la peau, s'eſt arrêté; c'eſt ce qui a fait que cette humeur ſurabondante devoit néceſſairement ſe vicier, acquérir de l'acrimonie, & porter préjudice aux nerfs. La matiere de cette évacuation contre nature, ainſi enchaînée & retenue dans la multitude innombrable des vaiſſeaux de la peau avec celle qui étoit naturellement deſtinée à prendre cette route, a obſtrué tous les conduits, a bouché tous les paſſages, & a cauſé l'endurciſſement de la peau; la ſuite a prouvé ce que j'avois conjecturé. Les remédes que j'ai fait faire à cette jeune fille ont rétabli la tranſpiration ſenſible, & l'inſenſible, ont détruit la du-

reté & la solidité de la peau,
& la malade a recouvré la santé,
sans être sujette au tribut lunaire.

On peut donc conjecturer avec
assez de vraisemblance, que la
cause immédiate de cette maladie est une obstruction des glandes qui sont sous la peau ; comme
elles ne pouvoient plus recevoir
la matiere fournie par les artéres,
pour entretenir la peau molle &
souple, il falloit que la peau s'en-
durcît. Cette contraction spasmo-
modique de la partie nerveuse
de la peau a commencé par le
col, ainsi que l'histoire de cette
fille le prouve, conséquemment
le col devoit être la premiere
partie affectée. Sans doute les
glandes ont été comprimées, le

calibre des vaisseaux excrétoires
diminué, les vaisseaux fanguins
de la peau obftrués; c'eft pourquoi les artéres ont ceffé de fé-
parer la matiere huileufe, ou le
liquide qui doivent fe répandre
dans ces parties; ce qui fait
qu'elles fe font endurcies. On
peut même penfer que cet arrêt
des matieres propres à arrofer,
ou à lubréfier la peau, étoit une
des principales raifons qui ont
contribué au changement qu'elle
a éprouvé : les extrémités des
tuyaux excrétoires des vaiffeaux
abforbans & expirans font unis
à la cuticule, ou plutôt, comme
le penfent quelques Auteurs, con-
courent à la former. C'eft pourquoi quand ils viennent à fe re-

plier fur eux-mêmes, ils tirent l'épiderme, dont les pores allongés, défigurés doivent fe deffécher & s'endurcir.

On voit évidemment que quoique toutes les parties de la peau fuffent dures & folides, les papilles nerveufes avoient cependant confervé leur foupleffe : ce qui fait que notre jeune malade n'a point perdu l'organe du toucher, puifque quand on appuyoit le bout de l'ongle, ou la pointe d'une épingle fur la peau, on lui occafionnoit de vives douleurs ; cette circonftance ne fe trouvoit pas dans la malade dont Diemerbroek donne l'obfervation, & que j'ai rapporté dans cette Differtation. On ne doit pas

être furpris que malgré le changement général de la peau, les mammelons nerveux fe foient confer-
vés dans leur état naturel, puifque
cela devoit être néceffairement,
comme l'on peut s'en affurer, en
réfléchiffant fur l'altération particuliere, qu'a éprouvé la peau
de cette jeune fille.

Quand une partie du corps
perd le fentiment, il faut ou que
les fibres nerveufes foient en-
tierément relâchées, ou fortement comprimées, ou que le mé-
canifme intérieur de leurs parties
foit détruit, comme il arriva dans
l'obfervation faite par Diemerbroek. Dans la maladie dont il
s'agit il eft conftant que l'on ne
peut y trouver aucunes des cau-

ſes dont nous venons de parler. D'abord il n'eſt pas raiſonnable de penſer, que cette maladie de la peau qui étoit une affection ſpaſmodique, ait pu relâcher les mammelons nerveux ; il eſt au contraire à préſumer, qu'ils doivent avoir acquis plus de reſſort, & plus d'élaſticité. En ſecond lieu, la grande délicateſſe & la petiteſſe des papilles nerveuſes, doivent les avoir préſervées de la compreſſion des parties de la peau, quoiqu'elle fût très-compacte, & très-dure. Enfin les mouvemens ſpaſmodiques excités dans la peau, attaquoient les membranes extérieures des nerfs, ſans changer aucunement leur ſtructure intérieure ; conſéquemment les papilles devoient être à l'abri de tout accident. Toutes les caufes capables d'irriter la peau, ne pouvant plus porter préjudice aux papilles nerveufes, elles ont confervé toute la foupleffe & les qualités néceffaires pour exercer leurs fenfations.

Puifque vous avez bien voulu me fuivre, Monfieur, dans l'explication que je vous ai faite des caufes de la maladie, j'efpere que vous voudrez bien me prêter votre attention dans cette partie qui concerne la curation. Entre tous les remédes que l'analogie & l'expérience me confeillerent d'employer, je choifis d'abord le bain. Je crus que le vrai moyen d'amollir la peau & de lui rendre

fa premiere foupleffe, c'étoit de
faire tenir la malade pendant un
tems raifonnable dans un bain
d'eau douce de chaleur modérée.
L'efficacité des bains pour la fanté & pour l'avantage de la peau,
eft connue de tout le monde ; auffi
étoient-ils en vogue & en réputation parmi les Anciens (a) pour
guérir bien des maux internes
& externes. C'eft pourquoi Hippocrate, Galien, Celfe, Aretée,

---

(a) Rien n'étoit fi commun parmi les
Anciens que les bains. On en faifoit ufage
pour fa fanté, & on les employoit auffi
pour la propreté, comme le remarque Se-
neque dans fes lettres. C'eft pour cela
qu'auffi-tôt que l'on eut conftruit les
premiers bains chez les Romains, on
éleva par ordre du Sénat, une ftatue

les Peres de la Médecine, les ont
fi bien recommandés. Je fis mettre
dans l'eau un peu de lait nou-
vellement extrait de la vache,
pour lui donner une vertu plus
relâchante. La partie butireufe
que le lait contient a été regar-
dée par les anciens Romains (*a*)

---

avec l'infcription fuivante, en l'honneur
de Næratius qui en avoit été l'Architecte.

NÆRATIUS
CEREALIS V. C.
CONS. ORD.
CONDITOR.
BALNEARUM
CENSUIT.

(*a*) Pline *Lib. XI. Chap. XLI.* rapporte que Poppea Sabina époufe de Do-
mitius Neron, fe baignoit très-fouvent
dans du lait d'âneffe, afin d'entretenir la
fneffe, & la fraîcheur de fa peau.

sur la fin de l'Empire comme un reméde très efficace, pour amollir la peau & la rendre flexible. J'imaginai donc que le bain suffisoit pour détendre, & relâcher la peau de la jeune malade, & pour ouvrir ses pores. Comme il ne se faisoit pas de transpiration, je crus que les vaisseaux absorbans devoient attirer les particules aqueuses : que par ce moyen les fibres s'amolliroient ; que les vaisseaux se dégageroient des matieres qui les tenoient obstrués ; qu'ainsi le mouvement se rétabliroit dans ces parties, & que les humeurs coagulées circuleroient de nouveau en s'unissant aux autres liqueurs. Ce qui m'engagea à penser ainsi, c'est que je confidérai que l'eau avoit la vertu de fe mêler avec les humeurs épaiffies, de détruire l'adhérence des parties, & de leur communiquer de la mobilité.

Je vis bien que je m'étois trompé : après que cette jeune fille eut fait ufage de quelques bains, je m'apperçus qu'elle ne pouvoit y refter plus d'une demie-heure, fans éprouver des angoiffes & un malaife général. Elle difoit qu'il lui fembloit que fa peau fe retiroit davantage, qu'elle fentoit une plus grande oppreffion à la poitrine & aux vifceres du bas-ventre ; auffi-tôt qu'elle fortoit du bain, je la faifois mettre dans un lit bien chaud

chaud & bien garni de couver-
tures, me flattant que le gonflement de la peau, la chaleur du
lit, l'augmentation du mouvement du fang produiroient ou de
la tranfpiration, ou de la fueur.
Mais tous mes foins furent inu-
tiles, & la peau conferva toujours le même dégré de dureté.
Malgré le peu de fuccès que la
malade retiroit de l'ufage des
bains, je les fis cependant continuer pendant fix autres jours,
perfuadé qu'ils produiroient par
la fuite l'effet que j'en attendois.
Après le feptieme bain, tous les
fymptômes augmenterent, & la
malade reffentit un refferrement
fpafmodique dans les mufcles des
bras & des jambes. Ces accidens

H

me furprirent, & je fus contraint
de profcrire les bains, & de tâ-
cher de découvrir ce qui les rendoit fi contraires à cette maladie.
Je vis que tous leurs mauvais effets ne pouvoient provenir que
de la pefanteur de l'eau. C'eft
pour cela que la malade difoit
qu'elle fentoit dans l'eau un poids
qui la preffoit fortement. La ftruc-
ture de la peau étoit totalement
dérangée, elle ne contenoit plus
d'air qui pût par fon élafticité
s'oppofer aux effets de la pefanteur de l'eau ; ce qui faifoit que
la malade avoit beaucoup plus de
peine à fupporter un poids fi
confidérable. Quoique les Géo-
metres, & les Mécaniciens qui
ont calculé la pefanteur de l'eau,

ayent tort de penser qu'elle soit
huit cent fois plus pesante que
l'air, personne ne doute cependant de la pesanteur réciproque
de ce liquide & de ce fluide.
L'eau dans le bain n'est point sus-
pendue, puisqu'elle est renfer-
mée dans la cuve ; cependant
elle ne se débarrasse pas de tout
son poids. L'eau tient sa gravité
de la pesanteur de ses molécules
intégrantes, c'est pourquoi elle
doit continuellement faire sentir
son poids ; & comme toutes les
parties qui la composent sont dé-
tachées les unes des autres, elles
font éprouver toute leur gravité
aux corps sur lesquels elles sont
répandues. On peut s'assurer de
cette vérité par une expérience.

Quand on fait un trou deſſous un vaſe qui eſt plein d'eau, & qu'on le bouche avec la main, on ſent une peſanteur égale à la hauteur de la colomne d'eau, dont le diametre eſt le même que celui de l'ouverture que l'on a pratiquée. Cette expérience a été faite par Boyle, par Deſcartes, & avant ces deux grands hommes, par Stevin.

Par cette expérience on voit que l'eau peſe perpendiculairement, & qu'elle a en outre une preſſion latérale. Tom. Cornelio croit que cette preſſion (*a*) eſt égale à celle que l'eau exerce perpendiculairement. Becher (*b*)

(*a*) *In Epiſt. de circumpul. plat.*
(*b*) *In Phyſ. ſubterran. p. 1. §. 2. Cap. 2.*

penſe différemment. Après avoir
conſidéré les propriétés de l'eau ,
je reconnus ſur le champ que ſa
peſanteur étoit la cauſe des douleurs & de l'oppreſſion de cette
jeune fille : l'eau devoit donc
faire éprouver toute ſa peſanteur
au corps de la malade, quand elle
étoit dans le bain , & ſa peau qui
étoit dure & ſolide , devoit com-
primer à ſon tour les muſcles ,
gêner la liberté de leurs mouvemens. Après quoi il arrivoit néceſſairement que l'eau ne trouvant pas la moindre réſiſtance ,
la compreſſion devoit ſe communiquer à toutes les parties in-
térieures du corps ; la circulation
devoit être plus embarraſſée , le
ſang refluoit de la circonférence

au centre, & son mouvement
accéleré ouvroit tous les passages, & dilatoit tous les vaisseaux ;
de - là l'oppression à la poitrine
& aux hypocondres, les contrac-
tions spasmodiques des muscles,
le malaise & les douleurs dont
cette jeune fille étoit attaquée
dans les bains.

Dès que j'eus reconnu la cause
qui produisoit de si mauvais effets, je cherchai un moyen pour
éviter la pression de l'eau sur le
corps de la malade, & pour
qu'elle pût néanmoins en tirer
quelques avantages.

Je sentois bien que je ne par-
viendrois jamais à guérir cette maladie, quelque remede que j'em-
ployasse, à moins que je ne fusse

venu à bout auparavant de rappeller la transpiration, en amolliffant les pores de la peau par l'action de l'eau. Je pris le parti de faire ufage de l'eau en vapeurs. Par ce moyen j'évitai les effets de la pefanteur, & je tirai avantage de l'humidité.

Je commençai à avoir plus d'efpérance de la vapeur de l'eau que du bain. Les petites molécules d'eau pouffées par l'action du feu, & élevées en vapeurs, ont la vertu de baigner les parties où elles fe repofent, de pénétrer dans les conduits les plus étroits, dans les replis des fibres les plus petites, & d'amollir toutes les parties. On obferve tous les jours la même chofe à l'égard des cuirs que l'on expofe à la vapeur de l'eau bouillante ; ils fe ramolliffent beaucoup plus vîte que ceux que l'on laiffe macérer, pendant très long-tems dans l'eau. C'eft pourquoi je fis ajufter auprès de fon lit une efpece d'étuve, faite de façon que la malade fe trouvoit baignée, & environnée d'un nuage de vapeurs qui s'exhaloit de l'eau bouillante.

Le bain de vapeurs ne caufa aucune incommodité : je le fis continuer pendant plufieurs jours, ayant grand foin de prévenir l'effet de l'air extérieur ; la malade étoit dans fon fixieme bain, lorfqu'elle commença à tranfpirer, & lorfque j'apperçus une efpece de fueur à la poitrine,

aux

aux aifelles, & fous les genoux.
Elle n'étoit pas fort abondante.
Je n'en eus pas moins de plaifir à
confidérer cet effet falutaire, me
flattant qu'en continuant l'ufage
de ce remede, je pourrois obtenir
une fueur univerfelle. Je ne me
trompai pas, car de jour en jour
la fueur augmentoit, de façon
qu'elle fe rétablit bientôt après
par tout le corps. J'obfervai alors
que la peau n'étoit pas fi rude,
quoiqu'elle fût toujours auffi
dure ; les urines étoient plus clai-
res qu'auparavant.

Auffi-tôt que je m'apperçus
que la tranfpiration commençoit
à s'établir, je conçus une idée fa-
vorable du traitement de la maladie ; j'efpérai que la peau fe

I

relâcheroit, & que la tranfpiration fe feroit cómme dans l'état
naturel ; ou que l'on apperce-
vroit de la fueur, qui prouve le
plus fouvent que la tranfpiration
eft plus grande & plus fenfible.
Cela arrive particulierement
quand il y a de l'agitation dans le
fang, que la circulation eft accé-
lérée par le mouvement des mufcles, par quelques liqueurs échauf-
fantes, ou par quelque remede
interne ou externe, qui ont la faculté de mettre le fang en mouvement. C'eft pour cela que
le fang pénetre dans les artéres qui regnent fous la peau,
ce qui rend les exhalaifons cutanées plus abondantes, & qui
fait qu'elles deviennent fenfibles.

C'eft par la même raifon que le fang fe porte dans les artéres qui aboutiffent aux follicules & aux glandes miliaires ; il fe fépare pour lors dans ces glandes une humeur plus abondante, qui fe trouvant réunie à celle qui fort des vaiffeaux de la tranfpiration, change de forme & prend celle de la fueur. Ce méchanifme naturel étoit connu de Verheyen (a), de Lifter (b), & de plufieurs autres Médecins.

Malgré l'avantage précieux que la malade retiroit du bain de vapeurs par le moyen de la tranfpiration qui étoit rétablie il-y en

____

(a) *Lib.* 2. *Tract. pag.* 106.
(b) *Lib de Humor. pag.* 376.

I ij

avoit un autre, c'eſt celui que produiſoit l'intromiſſion de l'eau par
laquelle, les pores qui correſpon-
doient aux vaiſſeaux expirans
étoient plus relâchés, ainſi que
ceux des vaiſſeaux abſorbans. Ce
qui m'indiqua cet effet ſalutaire
que produiſoit l'eau en vapeurs
ce fut d'abord la nature de l'u-
rine qui étoit plus claire, & dont
la quantité étoit diminuée reſpec-
tivement à celle que rendoit la
malade avant l'uſage des bains.
En ſecond lieu, je remarquai
qu'elle conſervoit ſon embonpoint, & qu'il ne ſurvenoit aucun accident nouveau. Cela ne
ſeroit pas ſurement arrivé, ſi les
bains n'avoient produit d'autre
changement dans ſon corps, que

de rétablir fa tranfpiration, car elle feroit maigrie, & auroit perdu de fes forces.

J'ai fait voir ci-deffus quelles étoient les Loix admirables que la nature avoit établies, pour conferver l'harmonie qui regne entre la tranfpiration & toutes nos fonctions. Quand cet accord eft violé, il furvient des maladies très-fâcheufes; c'eft pourquoi quand la tranfpiration fenfible, & l'infenfible fe fuppriment, & que les pores abforbans afpirent avec liberté l'humidité de l'air, on éprouve toutes les maladies caufées par la fuppreffion de la tranfpiration, & l'on peut facilement devenir cachectique, & hydropique. C'eft ce que l'on voit arriver tous les jours aux perfonnes qui habitent des endroits humides & maréca-geux (*a*). Quand au contraire les pores abforbans font bouchés, & que la tranfpiration eft libre, alors on devient maigre, debile, & l'on tombe en confomption(*b*),

---

(*a*) On ne doit donc pas être furpris de voir des hydropiques qui ne boivent pref-que pas, & qui rendent une très-grande quantité d'urine, quoique leur enflure augmente. Telle eft l'hiftoire d'une Dame de Vienne, qui a été rapportée à Boer-haave par le Médecin du Prince de Mon-tecucolo.

(*b*) Tous les remedes dont fe fervoient Hippocrate & Galien dans de pareilles maladies, étoient ceux qui avoient la fa-culté de rérablir le paffage des vaiffeaux abforbans, & de modérer la tranfpiration ;

comme l'on est à porté de l'observer tous les jours dans la pratique.

Je fis continuer les bains pendant vingt jours, au bout des-
quels la malade commencoit à
suer continuellement ; je lui fis
prendre à l'intérieur du petit lait,
pour relâcher les fibres, & adou-
cir les humeurs. Pendant que la
malade faisoit usage de cette boisson, je fis cesser les bains, & je
la laissai reposer pendant deux ou
trois jours, afin qu'elle ne fut pas
trop affoiblie. Le petit lait dont
elle prenoit une chopine le ma-

---

tels que les bains , l'exposition à un air
humide, les frictions d'huile sur différens
endroits de la peau.

tin à jeun paſſoit par les urines comme je l'avois déſiré, & quand il ne couloit pas comme il falloit, je faiſois prendre à la malade pour y ſuppléer un lavement avec l'électuaire de caſſe. Je faiſois donner les remedes avec beaucoup de précaution, de peur d'exciter la moindre irritation dans le canal inteſtinal, car ç'auroit été le moyen d'arrêter la tranſpiration. Il eſt évident, comme on le voit par les obſervations d'Hippocrate, que quand le ventre ſe lâche, la tranſpiration diminue, & que la peau ſe deſſeche.

Après avoir conſidéré que dans notre jeune malade la ſuppreſſion des regles auroit dû conſtam ment produire la pléthore ; je crus que pour donner plus d'efficacité aux remedes, je devois faire tirer une livre de ſang au pied, afin d'occaſionner un relâchement général dans tous les vaiſſeaux, & afin de rendre la circulation plus libre.

Cette opération n'étoit pas facile à pratiquer, la peau étoit ſi dure que la lancette ſe courboit ; cependant on vint à bout de tirer du ſang après avoir fait extrêmement ſouffrir la malade ; le ſang vint avec impétuoſité, & une très-grande viteſſe. L'ouverture ne ſe cicatriſa qu'avec peine, à cauſe de la dureté de la peau. Je continuai ce traitement de la façon que je viens de le dire (*). Au bout de quarante jours de ces bains de vapeurs &

(*) Je ne puis m'empêcher de faire admirer la conduite du Médecin Italien. L'eau fans contredit, n'étoit pas capable de guérir une maladie fi rebelle; il falloit un remede plus actif, plus puiffant, pour déboucher les vaiffeaux & défopiler les glandes. Cependant quelque efficacité que pouvoient avoir les autres remedes, ils n'auroient pas produit de bons effets fi l'eau ne leur avoit préparé les voies, & n'avoit donné aux vaiffeaux la foupleffe néceffaire pour obéïr aux efforts qu'ils auroient fait. Ce point eft d'une importance infinie dans toutes les maladies ou les glandes font obftruées. J'ai vu des tumeurs écrouelleu- fes qui paroiffoient avoir été conduites avec toute la prudence & la fcience pof- fibles, réfifter à tous les remedes, parce que l'on n'avoit pas pris le foin & la patience

de l'ufage du petit lait, je commençai à obferver que la peau
s'amolliffoit dans les jambes,
qui étoient les parties qui avoient
été affeétées les dernieres, felon
ce que difoit la malade. Je remarquai plufieurs fois de fuite, que

---

néceffaires pour ramollir la peau à l'extérieur, & pour relâcher les vaiffeaux à l'intérieur. La plûpart des obftruétions du
bas-ventre font dans le même cas. Si les
bains de vapeurs & la diete relâchante,
précédoient toujours ce traitement mé-
thodique des obftruétions, on guériroit
plus fouvent de ces fortes de maladies, au
lieu qu'en employant d'abord les apéri-
tifs, & les incififs les plus forts, on dé-
feche l'humeur qui eft coagulée dans les
vaiffeaux ; & , de fimples obftruétions, on
en fait des fquirres.

lorfqu’elle s’expofoit à l’air ou au vent, la peau qui auparavant étoit ramollie reprenoit fon premier état de dureté, & que la tranf-piration fe fupprimoit. Je pris le parti vers la fin du mois de Septem-bre de la faire tranfporter dans un lieu où l’on put conferver l’air dans un dégré de chaleur conve-nable ; je choifis pour cet effet la Salle qui eft deftinée à ceux qui font ufage de la décoction des bois fudorifiques, & qui par con-féquent doivent être continuel-lement en fueur. Je me trouvai très-bien de la conduite que j’a-vois tenue. La malade demeura conftamment dans cette Salle, où elle continua à faire ufage des bains de vapeurs ; je lui fis boire très-fouvent dans la journée une tifanne anti-vénérienne pour conferver la tranfpiration ; pour lors la molleffe de la peau qui ne s'étoit manifeftée qu'aux jambes, s'étendit aux cuiffes, & commença à fe communiquer aux bras.

Il y avoit déja cinq mois que ce traitement duroit, lorfque la malade étoit dans l'état que je viens de décrire. A bien examiner la nature du mal, le tems étoit affez court ; mais à confidérer l'impatience où j'étois de guérir la malade, il me paroiffoit extrêmement long. Je penfai que fi je n'employois un reméde capable par fon poids & la forme de fes parties, de péné-

trer dans tous les plus petits vaiffeaux du corps, qu'il feroit impoffible de réfoudre cette obftruction générale des glandes cutanées, & des conduits excrétoires qui fervent à porter la matiere propre à lubréfier la peau ;
j'adoptai le mercure, qui avoit à
mon avis toutes les qualités néceffaires pour produire les bons
effets que j'ofois efpérer. Je re-
jettai les différentes préparations
de mercure, je me bornai à me
fervir du vif-argent, purifié du
plomb qu'il contient, & je crus
qu'il feroit de cette façon plus
profitable à la malade. Quand ce
métal eft préparé il peut aifément
porter préjudice au corps, à
caufe des fels avec lefquels il eft

uni. Je m'en tins au mercure tout simple, perfuadé qu'en paffant par les veines pour fe mêler au fang, & qu'en roulant avec lui dans les artéres il feroit porté à la peau.

Il y a, Monfieur, des Auteurs comme Boerhaave (*a*) & M. Aftruc (*b*), qui penfent que le mercure qui n'a point fubi de préparation, & que l'on prend par la bouche ne paffe point dans le fang, mais mon expérience m'a fait voir le contraire ; j'ai obfervé que quand on fait prendre intérieurement l'éthiops minéral, ou fimplement le mer-

______

(*a*) *Tract. de Virtb. medic. & in chem.*
(*b*) *Lib. de morb. vener. Cap. X.*

cure fans être uni au foufre, on excite une falivation auffi abondante que fi l'on avoit fait donner des frictions. Ces obfervations font fi communes dans ce Pays-ci parmi les Médecins, que cette vérité n'a pas befoin d'être plus amplement difcutée. Il eft donc certain que le mercure pris par la bouche, fe divife & fe fubdivife dans l'eftomac, par la chaleur & le mouvement des vifcéres du bas-ventre, qu'il enfile les vaiffeaux lactés, & que de-là il entre avec le chile dans le fang avec lequel il paffe dans les artéres, d'où il eft pouffé dans tous les plus petits vaiffeaux du corps & dans les glandes, où vont aboutir les plus fines ramifications

des

des vaisseaux lymphatiques.

On ne conçoit pas comment quelqu'un a pû soutenir que le mercure doux & toutes les autres préparations de ce métal passent dans le sang, tandis que le vif-argent en est exclus. Pour peu que l'on ait de connoissance en médecine on sçait que le mercure doux n'est point porté dans le sang tel qu'on le prend par la bouche, mais qu'il se décompose dans l'estomac, & qu'il y reprend son premier état de mobilité, & toutes ses premieres propriétés.

Je jugeai donc à propos de faire prendre le mercure par la bouche, parce que j'étois persuadé

K

qu'il n'auroit pas paſſé facilement
par la peau, qu'en outre je déſi-
rois qu'il prit ſon cours par la
tranſpiration, & que quand on le
donne en friction, il excite la ſa-
livation qui auroit pu être préju-
diciable à la malade (*a*). Je crus

(*a*) Ce qui me prouve que le
mercure pris par la bouche, peut ſe
porter plus facilement à la peau par le
moyen de la tranſpiration, c'eſt ma
propre expérience. J'ai obſervé pluſieurs fois que ceux à qui j'ai donné l'é-
thiops minéral ou le cinabre natif, ont été
guéris ſans ſaliver, & ſans aucune autre
évacution ſenſible par les ſelles, ni par les
urines. Pour confirmer ce fait, je ne rap-
porterai qu'une obſervation que j'ai faite
ſur une Religieuſe qui depuis pluſieurs

que le mercure étant introduit
dans le fang de cette maniere, &

---

années étoit attaquée d'une affection con-
vulfive. Après bien des remédes que je lui
conseillai, & après l'ufage de ceux que lui
ordonnerent d'autres Médecins; je lui fis
prendre le cinnabre natif à la dofe de
fix grains, j'augmentai de jour en jour
jufqu'à vingt grains; je fis continuer ce
reméde pendant cinquante jours, fans
obferver aucune évacuation fenfible, &
fans que la maladie fut diminuée. Mais
trois jours après que j'eus interrompu ce
reméde la malade commença à fuer fi
abondamment qu'elle changeoit dix ou
douze fois de chemifes pendant la nuit &
le jour. La fueur continua pendant treize
jours de fuite, fans que la malade en fut
plus affoiblie; quand la fueur fut finie, la
maladie difparut, & cette Religieufe vé-
cut encore neuf ans fans fe reffentir de
cette maladie. Enfin j'ai eu occafion d'ob-

circulant avec lui dans les artéres,
fe divifant & fe fubdivifant dans

---

ferver que quelques malades s'étoient guéris parfaitement en faifant ufage du mercure en frictions, fans qu'ils euffent éprouvé de falivation, ni fans l'augmentation
d'aucune évacuation fenfible. C'eft ainfi
que fut guéri un Gentilhomme qui avoit
la peau toute couverte de boutons, & qui
fouffroit de très-vives douleurs, occa-
fionnées par un virus vénérien. Plufieurs
Médecins parmi lefquels étoit M. Francef-
co Serao, auffi diftingué dans la republique
des Lettres que dans la Médecine, & dans
tout le monde fçavant, de concert avec
moi lui confeillerent de prendre quelques
frictions; il en fit ufage fans faliver & fans
éprouver d'autres évacuations fenfibles,
quoiqu'il eut dans le corps une dofe de
mercure très-fuffifante pour faliver. Il eft
certain que le remede s'étoit fait jour par
la peau, car fans cela il auroit produit
d'autres effets.

tous les vaiſſeaux, il pourroit
peu-à-peu traverſer toutes les
glandes cutanées que je croyois
être obſtruées & engorgées. J'a-
vois prévu les bons effets du
mercure, en faiſant attention
qu'il agit avec force dans les petits vaiſſeaux. La réſiſtance qu'il
y trouve fait qu'il ſe diviſe en
une infinité de petites molécules,
qui conſervent chacune en par-
ticulier leur peſanteur ſpécifique,
& qui ont un mouvement plus
grand que le ſang & les autres
liqueurs du corps. Selon les expériences que l'on a faites on a
trouvé que le mercure eſt quatorze fois plus peſant que le ſang,
ce qui fait qu'il réveille la circulation dans les plus petits vaiſ-

feaux, & qu'il roule & fait rouler fans ceffe les humeurs, à moins qu'il ne rencontre quelque obfta-cle qui l'empêche de pénétrer plus loin. C'eft pourquoi quand il vient frapper contre les vaiffeaux qui font obftrués, il fe fépare en des molécules fi petites qu'il pénétre par-tout, qu'il réfout les obftruc-tions, ramollit tout ce qui eft épaiffi, coagulé & condenfé dans les extrémités capillaires; par ce moyen il rend les vaiffeaux libres, donne la facilité aux humeurs d'y couler, & rétablit le reffort des parties que l'obftruction avoit dé-truit. Je conçus que le mercure ne trouveroit aucun obftacle dans fon cours, à moins que ce ne fut dans les glandes de la peau qui étoient obſtruées, comme je l'ai déja dit : j'augurai qu'il exerceroit toute ſon action contre ces parties, qu'il les déſopilleroit, & qu'il les rétabliroit dans leur premier état, afin qu'elles puſſent remplir leurs fonctions naturelles, c'eſt-à-dire, recevoir & ſéparer du ſang l'eau, le mucus, ou la matiere ſébacée, propres à lubréfier & à ramollir la peau (*a*).

Pour déterminer l'effet du mercure du côté de la peau, je crus devoir l'entretenir dans un état convenable de chaleur, qui pût attirer le ſang & les humeurs vers la tranſpiration ; je fis reſter

---

(*a*) *Vide Willis Sect. III. Cap. V. De morbis cutaneis.*

la malade dans un égal dégré de chaleur, renouvellant de tems en tems le bain de vapeurs que j'avois déja pratiqué, & faifant faire par tout fon corps des frictions douces & légeres, felon l'avis d'Hippocrate (*a*) qui dit: *Une douce friction relâche la peau, un frottement trop violent la deffeche.* Cette conduite me réuffit à merveille, & fut caufe de la guérifon de cette maladie.

Avant de faire ufage du mercure je purgeai la malade avec deux onces de caffe dans une chopine de petit lait; & je la fis faigner pour diminuer la pléthore,

____

(*a*) *De Offic. medic. Galien lib.* 2. *de Sanit. tuendâ.*

pour

pour relâcher les vaisseaux, & donner au mercure plus de facilité pour pénétrer par-tout. Il est bon d'observer que le Chirurgien n'eût pas la même peine à faire cette saignée, qu'il l'avoit eu à faire la premiere.

La malade ainsi préparée, commença le premier de Décembre 1752 à faire usage du mercure purifié qu'elle prenoit à la dose de cinq grains dans un demi-gros de pulpe de casse, sans y rien ajouter qu'une boisson qui étoit faite avec six onces de farce-pareille infusée dans de l'eau bouillante ; elle laissoit réfroidir cette tisanne, & en buvoit par-dessus son bol.

Au bout de dix jours je fis ajouter un grain de mercure de plus, jufqu'à ce que la malade en prît douze grains à la fois ; je n'ai jamais rendu la dofe plus forte, afin que le remede agît doucement, & qu'il produisît des effets gradués. J'obfervai le même traitement avec patience pendant l'efpace de quatre mois, c'eft-à-dire, jufqu'à la fin du mois de Mars de l'année 1753. L'eftomac de la malade fupportoit ce remé-de à merveille, elle jouiffoit d'une bonne fanté, toutes fes fonctions fe faifoient parfaitement.

Dans l'efpace de deux mois depuis l'ufage du mercure je commençai à appercevoir une fueur gluante, & la peau paroiffoit

plus molle & plus flexible qu'elle
n'avoit jamais été jufqu'alors.
Mais fur la fin du mois de Mars
je vis fur la peau une efpece d'é-
ruption qui fe changea infenfiblement en puftules, qui cau-
foient à la malade une ardeur &
une demangeaifon infupporta-
bles. Auffi-tôt que je me fus ap-
perçu de cet accident, je fufpen-
dis l'ufage du mercure, & j'y
fubftituai une boiffon faite avec
huit onces de petit lait, coupé
avec quatre onces d'infufion de
farce-pareille. Le foir au lieu du
fouper j'ordonnai à la malade un
calmant compofé de femences
de pavot blanc, bouillies dans de
l'eau de nenuphar. Par ce moyen
les demangeaifons commencerent

à s'appaiſer , & les puſtules à s'ouvrir. J'eus le plaiſir d'obſer-ver dans les boutons qui étoient ouverts , des molécules extrê-mement petites de mercure , que je fis remarquer à la malade & aux perſonnes qui ſuivirent cette cure. Vous auriez ſans doute eu du plaiſir , Monſieur, à voir ce phénomene , & vous y auriez trouvé de quoi ſatisfaire votre goût & votre eſprit, dont tout le monde connoît la ſagacité dans l'étude de la Phyſique.

Quant à moi, un ſpectacle ſi agréable me rappella les proprié-tés ſingulieres du mercure , dont parlent pluſieurs ſçavans Méde-cins ; on ſçait qu'il a la faculté , en ſuivant les progrès de la cir-

culation, de se diviser en des particules infiniment petites, avec
lesquelles il s'insinue par-tout &
traverse les vaisseaux du corps
les plus fins ; quand il rencontre
de la résistance qui empêche le
sang ou les liqueurs de passer outre, il vient à bout de la surmon-
ter, & rend tous les passages libres, pourvu que les obstacles
qu'il trouve ne soient pas plus
grands que l'effort qu'il peut faire
pour les détruire.

Quand il arrive que la résistance qui se présente est trop forte,
alors les premiers atômes de mercure sont secondés par les autres,
qui étant continuellement poussés
par la force du cœur, augmentent beaucoup la force des pre--

miers. Ce font ces mêmes atômes qui fe réuniffent enfemble, & qui augmentant de volume & de pefanteur, deviennent plus apparens.

Comme le mercure agit dans les vaiffeaux de la même façon qu'un corps folide, & qu'il a d'autant plus de force qu'il a plus de maffe, felon le fentiment de M. Aftruc (a), il n'eft pas étonnant que quand les molécules ainfi divifées fe raffemblent, qu'elles ne foient capables d'ouvrir & de renverfer tous les obftacles, & de fe frayer un libre paffage.

C'eft ainfi que je crus que

____

(a) *De morb. vener. cap. 10.*

l'on pouvoit rendre raison du phénomene dont je viens de parler. Le mercure en circulant avec le fang, comme nous l'avons déja dit, fe fubdivife en une infinité de petits atômes correfpondans au diamétre des derniers vaiffeaux lymphatiques, & des conduits excrétoires des glandes : Quand ces atômes font parvenus à ces extrémités capillaires, ils s'y arrêtent à caufe de la réfiftance qu'ils y trouvent, & à caufe de l'étranglement des vaiffeaux qui fervent à former la furpeau, & qui font étroitement unis avec elle ; mais quand les atômes ainfi fixés dans les vaiffeaux, fe trouvent pouffés & aidés par ceux que le fang charrie à chaque inſtant, alors ils ſe réuniſſent, ils augmentent de volume, de pe-ſanteur, de force & de mouve-ment, ſurmontent les obſtacles qu'ils trouvent, & détruiſent l'adhérence de l'épiderme avec ces vaiſſeaux excrétoires de la peau. C'eſt ainſi que ſe font pro-duits les boutons dont la peau étoit couverte; les particules de mercure étoient arrêtées & fixées dans les puſtules, & elles avoient acquis un volume capable de les rendre ſenſibles à la vue (a).

(a) Ce phénomene me paroît fort ſin-gulier; il prouve clairement que le mer-cure crud pris par la bouche paſſe dans le ſang, puiſqu'il en ſort; & par cette obſervation, on doit être convaincu qu'il

C'eſt en ſuivant ce traitement
que vers le milieu du mois
de Mai je vis la peau nette, &
purgée de toutes ſes puſtules,
qu'elle me parut avoir recou-

---

ne perd jamais dans le corps ſa figure &
ſes propriétés. Une autre choſe qui mérite
beaucoup d'attention, c'eſt l'adreſſe avec
laquelle M. Curzio a ſçu détourner le
mercure des glandes ſalivaires, & le
diriger vers la peau. Les obſervations
qu'il a rapportées me donnent tout lieu
de penſer, qu'en ſuivant les moyens qu'il
a indiqués, qu'en faiſant de légeres frictions ſur la peau, & qu'en l'entretenant
dans une chaleur moderée, on ſe rendroit
maître du mercure, & on l'empêcheroit
très-ſouvent de ſe porter à la bouche. Les
Médecins ſçavent combien il ſeroit avan-
tageux de guérir les maladies vénériennes
de cette maniere.

ure la molleſſe & la ſoupleſſe
qùi lui étoient néceſſaires, &
que la malade pouvoit ſe lever,
ſe baiſſer & exercer toutes les
autres actions méchaniques de
ſon corps. Cette molleſſe de la
peau étoit générale ; cependant le
viſage , ſur-tout le front , & l'extrémité des levres ne ſe rétabli-
rent dans leur état naturel que
quelque tems après.

Quoique la peau fût devenue
molle & flexible , néanmoins
les muſcles , & ſur-tout ceux
du Radius & de l'extrémité de
la main étoient plus maigres ,
& conſervoient une certaine
tenſion ; alors pour rendre à ces
parties & à la peau toute leur
ſoupleſſe naturelle , je crus qu'il

convenoit de faire prendre le lait à
la malade pendant très-long-tems ;
cette pratique m'avoit déja réuffi,
& je jugeois que ce reméde feroit propre à rétablir l'embonpoint de la malade que le long
ufage des médicamens avoit diminué, & de fournir au fang la
matiere huileufe qui fe répand
dans le tiffu cellulaire qui, comme
tout le monde fçait, eft entre la
peau & les mufcles : comme cette
membrane avoit été long-tems
comprimée, qu'elle s'étoit defféchée, & que fes utricules étoient
fermées & obliterées, il ne pouvoit s'y faire la féparation de la
matiere huileufe que la nature
doit y porter pour tenir la peau
fouple & pour lubréfier les muf-

cles ; c'eſt cette ſubſtance graiſ-
ſeuſe qui entretient la liberté
& l'agilité des muſcles, & la vo-
lupté que l'on trouve dans la
ſenſation du toucher, ſelon la
remarque de Boerhaave (*a*)
confirmée par le ſçavant Hal-
ler (*b*). La nature pour con-
ſerver les muſcles dans leur
état de ſoupleſſe néceſſaire les
a couverts du tiſſu cellulaire,
& a voulu que cette membrane
accompagnât toutes les diviſions
de leurs fibres, comme le diſent
Sténon (*c*), Verheyen (*d*), &

(*a*) *Tract. de actione muſcul.* §. 396.
(*b*) *Comment. in Boerh.* §. *eod.*
(*c*) *Specim. myolog. p.* 99.
(*d*) *Lib. IV. pag.* 25 & 34.

l'excellent obſervateur Leuwe-
nhoek, dans ſa Lettre phyſiologi-
que ſur les muſcles de la balei-
ne (a), & ſur ceux des autres animaux (b).

Le lait ayant donc fourni au
ſang de cette matiere huileuſe,
qui ſe dépoſoit librement dans le
tiſſu cellulaire qui n'étoit plus
comprimé, il falloit néceſſairement que les véſicules ſe rem-
pliſſent, & que les muſcles en
fuſſent pénétrés ; je ſuis convaincu que c'eſt le défaut de cette
ſubſtance huileuſe qui faiſoit que
les muſcles paroiſſoient maigres
& tendus , & que c'eſt pour cette
raiſon que la peau ſembloit ſi dure

____

(a) Pag. 4. (b) Pag. 58 & 59.

& si seche quand elle en étoit privée. Voilà qu'elle fut la fin du traitement de cette maladie extraordinaire.

Vous voyez, Monsieur, que je vous ai fait un détail succint de cette maladie : vous n'y trouverez pas beaucoup d'ornemens ; mais je me suis attaché à le faire court, vrai & fidéle, & j'ai tâché, à ce qui me semble, d'y répandre de l'ordre & de la clarté. Cette Relation a surpris beaucoup de sçavans Médecins, & le Public a témoigné de l'impatience d'en être instruit. J'ai exposé fidélement la théorie & les idées que m'a fourni la nature de cette maladie, ainsi que les différens remédes que j'ai employés pour obtenir la guérison.

Il me reste à désirer que vous daigniez de concert avec les Membres illustres de votre Académie, recevoir favorablement cette Relation fidéle. Je vous prie de ne point faire attention au style ; je suis trop occupé auprès des malades qui viennent dans cet Hôpital, pour pouvoir avoir une belle diction. N'attendez pas de moi non plus une érudition profonde en Médecine ; mais soyez persuadé que je n'ai été conduit que par le désir que j'ai de vous obliger, & par l'attachement que j'ai pour vous : c'est pour obéir à votre empressement, que je me suis déterminé à donner l'histoire exacte de cette maladie ; je serois trop heureux, si vous vouliez la

joindre à vos fçavantes produc-
tions, qui ne tendent qu'à l'utilité publique. Je me fuis peut-être
un peu étendu fur les caufes de
cette maladie : ce n'eft pas que
j'ofe me flatter d'avoir pu pénétrer les fecrets de la nature ; mais
j'ai eu deffein uniquement de
faire voir la route que j'ai prife
dans le traitement, & la méthode
qui a procuré la guérifon d'une
maladie fi extraordinaire. Je crois
cependant, Monfieur, que vous
voudrez bien avoir la bonté de
faire part au Public de cette Differtation, puifque vous avez les
talens & les lumieres néceffaires
pour vous en acquitter parfaitement bien.

F I N,